Odd-One-Out

Find the picture that is different from the rest.

Odd-One-Out 1

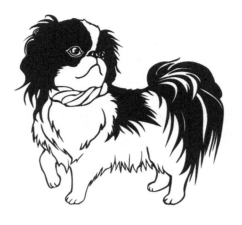 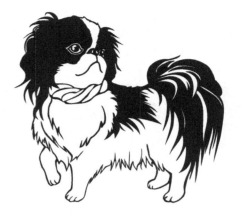

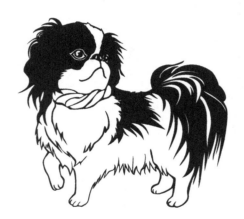 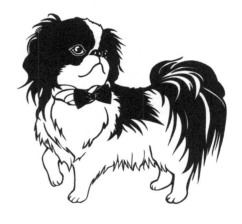

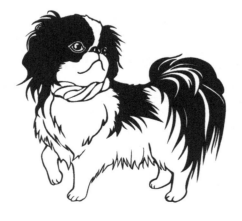 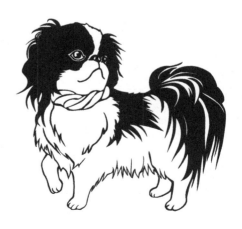

Odd-One-Out 2

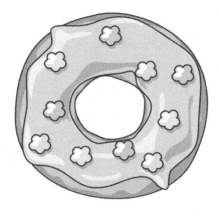
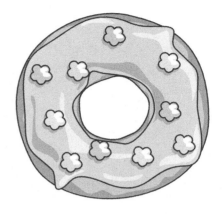
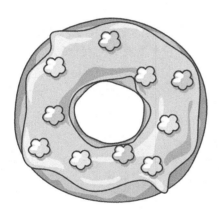
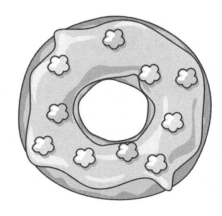
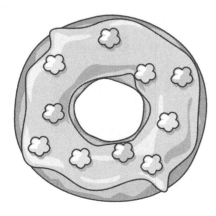
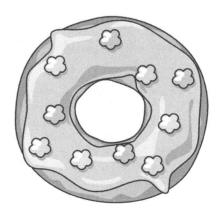

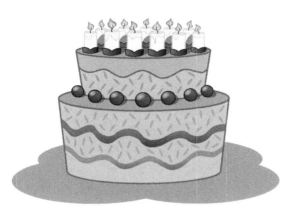
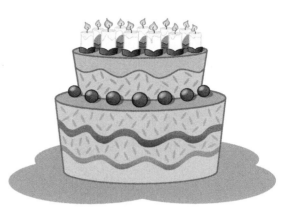

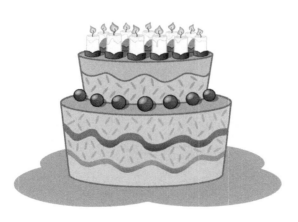
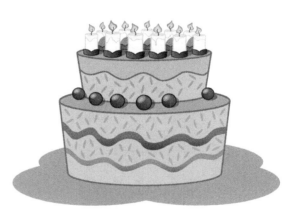

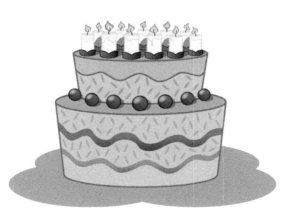
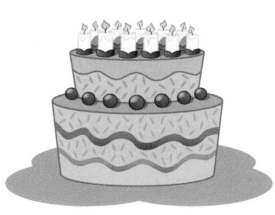

Odd-One-Out 4

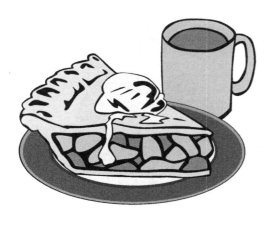 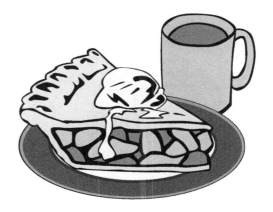

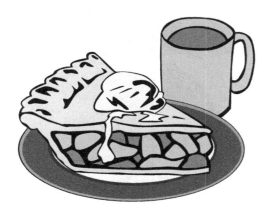 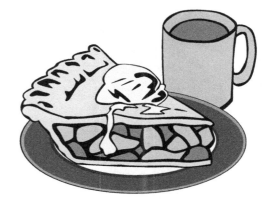

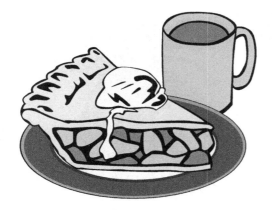 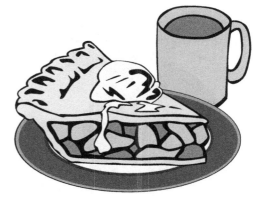

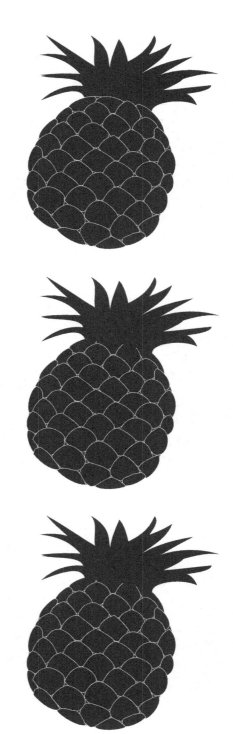

Odd-One-Out 7

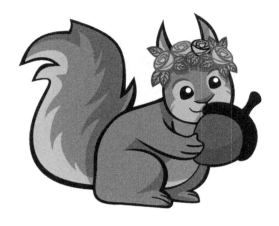
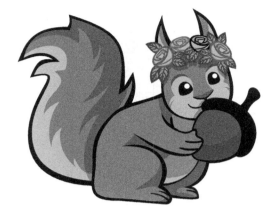

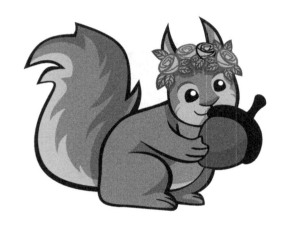
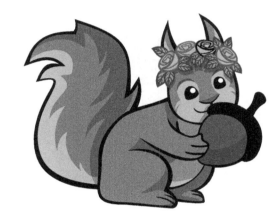

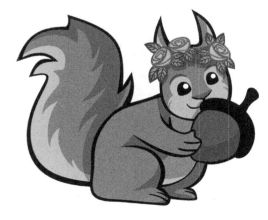
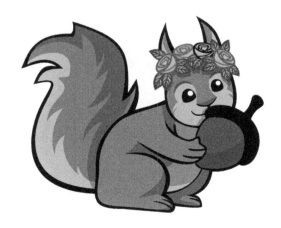

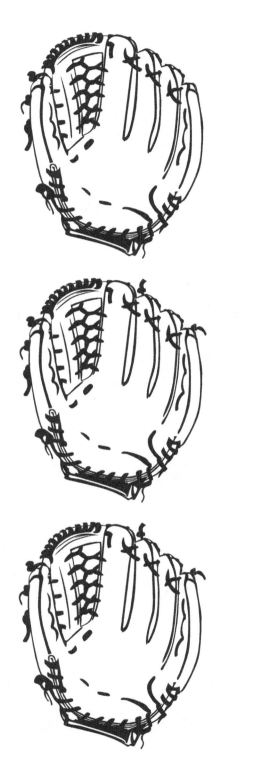
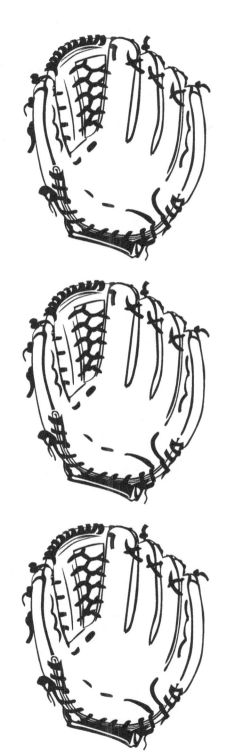

Odd-One-Out 9

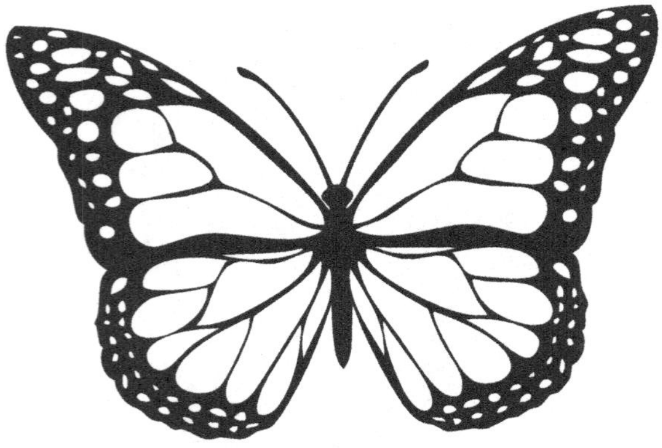

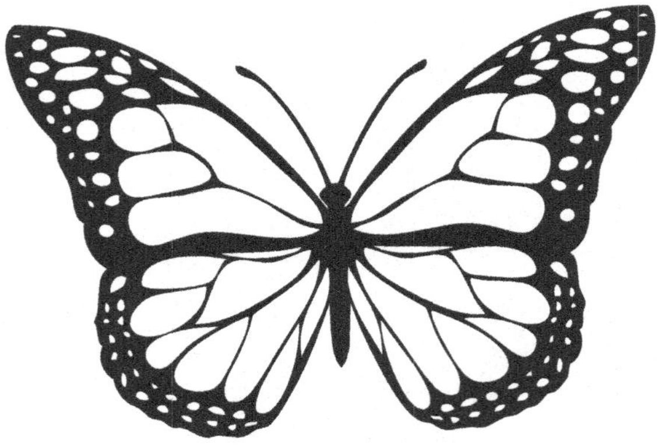

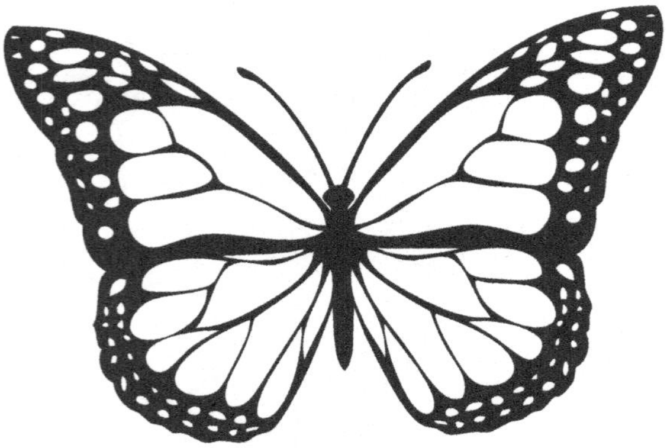

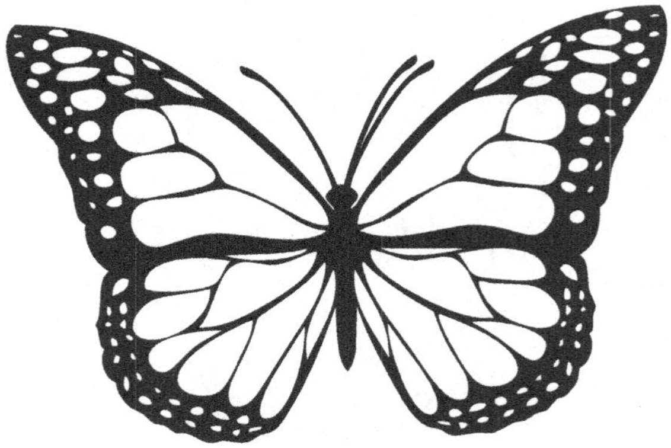

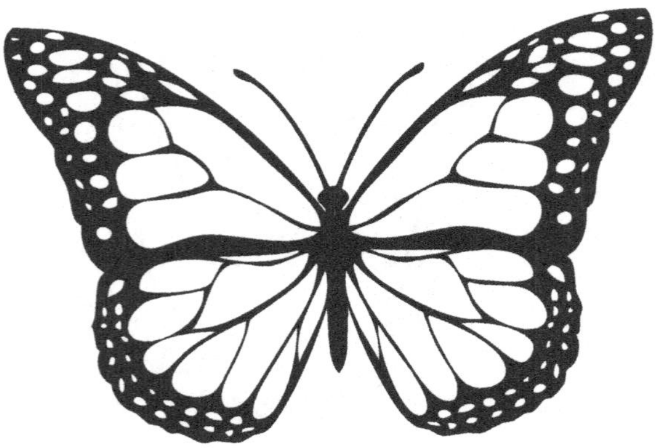

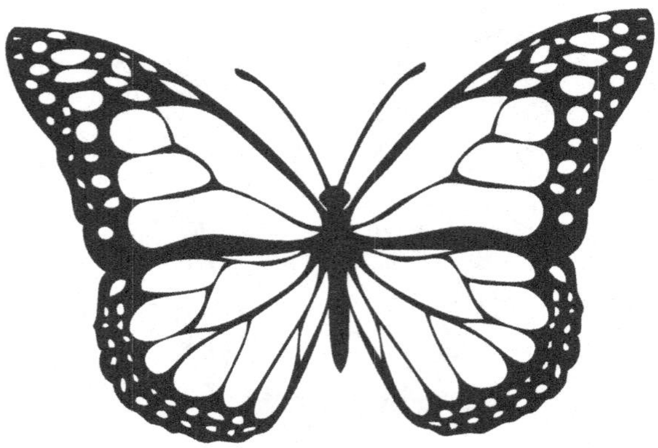

Odd-One-Out 10

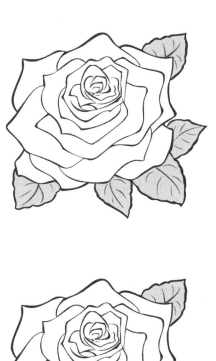
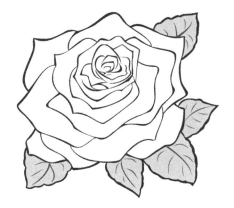
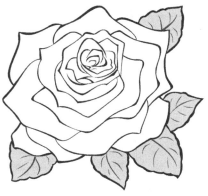
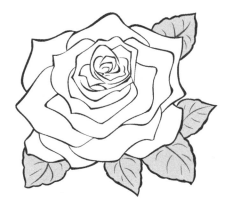
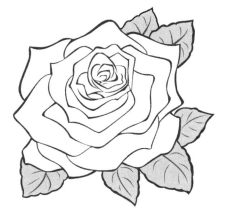
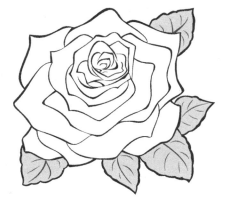

Odd-One-Out Answers

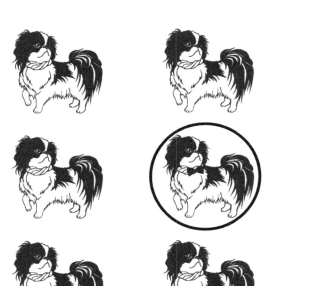

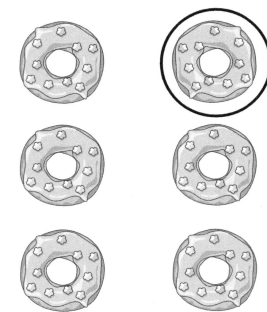

Odd-One-Out 1

Odd-One-Out 2

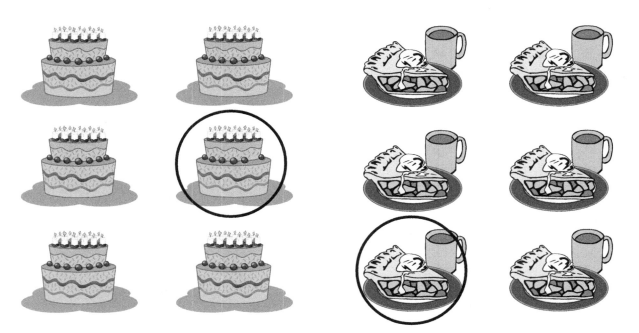

Odd-One-Out 3

Odd-One-Out 4

Odd-One-Out Answers

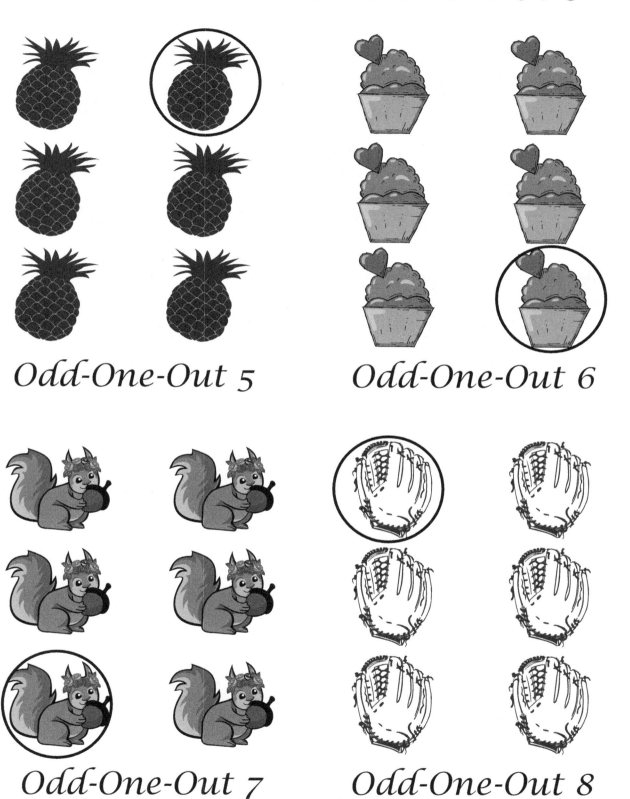

Odd-One-Out 5

Odd-One-Out 6

Odd-One-Out 7

Odd-One-Out 8

Odd-One-Out Answers

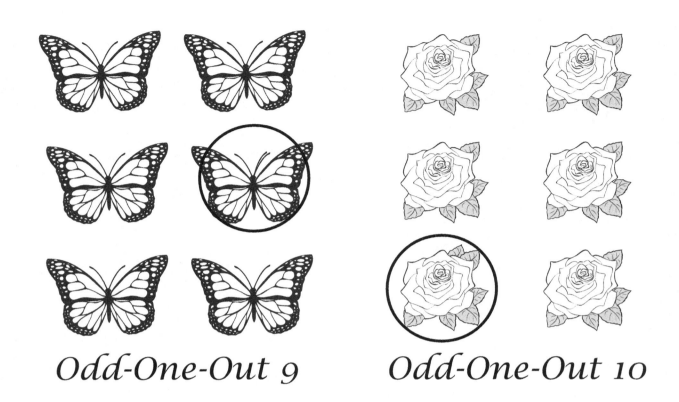

Odd-One-Out 9

Odd-One-Out 10

Word Search

Find the hidden words across, down, or diagonally.

Word Search 1

S	T	B	P	P	B
O	U	A	Z	A	Z
N	B	N	W	S
G	A	D	M	S
M	U	S	I	C

BAND   BASS   MUSIC

SONG   TUBA

Word Search 2

```
F C A T S
C D R X H
H O R S E
X G W L E
P I G S P
```

CAT   COW   DOG

HORSE   PIGS   SHEEP

Word Search 3

```
T B O A T
T R U C K
P L A N E
C A R I J
V A N A N
```

BOAT   CAR   PLANE

TRAIN   TRUCK   VAN

Word Search 4

```
D L I L Y
B A N C B
U Z I N E
D R O S E
I R I S Y
```

BEE   BUD   DAISY

IRIS   LILY   ROSE

Word Search 5

```
P E A C H
F P L U M
I D A T E
G R A P E
A P P L E
```

APPLE   DATE   FIG

GRAPE   PEACH   PLUM

Word Search 6

O B T X Y
F U O U A
C O N D R
U M O C D
P I N T E

CUP FOOT OUNCE

PINT TON YARD

Word Search 7

C H O G S

S R M O P

E A A L O

W R K F R

N T E P T

ART	CRAFT	GOLF
MAKE	SEW	SPORT

Word Search 8

```
B G A C Z L N N H V
E S C P H X X R X S
E M G C J I N D J U
F W G B H F C W W G
E H Z U F E V K H A
Q C U T M L E K E R
T T A T M W Q S D N
V E G E T A B L E S
Y T P R S M I L K D
E G G S T R K D Q A
```

BEEF   BUTTER   EGGS   CHEESE

CHICKEN   MILK   SUGAR   VEGETABLES

Word Search 9

```
C G X H E C T Q X Q
S H I F E X F A N G
U D U S A N T A N A
P O S C C Z D J L X
R E R I K Y V R U S
E L R B N B N A I D
M V T W I A E C X X
E I X H D S T R L I
S S L O R A O R R D
P J Y J D C J N A Y
```

CHUCK BERRY   ELVIS   HENDRIX   ORBISON

SANTANA   SINATRA   SUPREMES   WHO

Word Search 10

```
M C A R R O T L O Q
H L L E T T U C E U
L E C H N U C R L S
O A C A C M S K K P
N K G E B L I A S J
I H T X L B S L L Y
O B W K H E A E Q E
N I K X F L R G T A
J F E U E W J Y E N
P E P P E R U F G I
```

CABBAGE   CARROT   CELERY   KALE

LEAK   LETTUCE   ONION   PEPPER

Word Search Answers

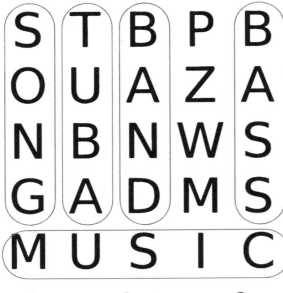

Word Search 1

```
S T B P B
O U A Z A
N B N W S
G A D M S
M U S I C
```

Word Search 2

```
F C A T S
C D R X H
H O R S E
X G W L E
P I G S P
```

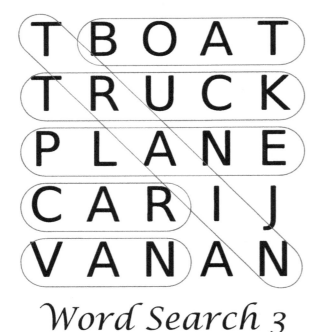

Word Search 3

```
T B O A T
T R U C K
P L A N E
C A R I J
V A N A N
```

Word Search 4

```
D L I L Y
B A N C B
U Z I N E
D R O S E
I R I S Y
```

Word Search Answers

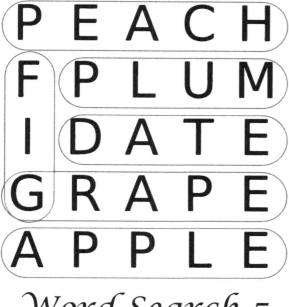

P E A C H
F P L U M
I D A T E
G R A P E
A P P L E

Word Search 5

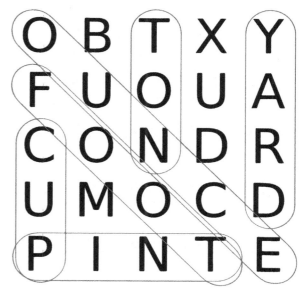

O B T X Y
F U O U A
C O N D R
U M O C D
P I N T E

Word Search 6

C H O G S
S R M O P
E A A L O
W R K F R
N T E P T

Word Search 7

B G A C Z L N N H V
E S C P H X X R X S
E M G C J I N D J U
F W G B H F C W W G
E H Z U F E V K H A
Q C U T M L E K E R
T T A T M W Q S D N
V E G E T A B L E S
Y T P R S M I L K D
E G G S T R K D Q A

Word Search 8

Word Search Answers

```
C G X H E C T Q X Q          M C A R R O T L O Q
S H I F E X F A N G          H L L E T T U C E U
U D U S A N T A N A          L E C H N U C R L S
P O S C C Z D J L X          O A C A C M S K K P
R E R I K Y V R U S          N K G E B L I A S J
E L R B N B N A I D          I H T X L B S L L Y
M V T W I A E C X X          O B W K H E A E Q E
E I X H D S T R L I          N I K X F L R G T A
S S L O R A O R R D          J F E U E W J Y E N
P J Y J D C J N A Y          P E P P E R U F G I
```

Word Search 9   ## Word Search 10

Sudoku

Fill each row, column, and square with numbers 1, 2, 3, or 4. Do not repeat any numbers in the row, column, or square.

Sudoku 1

	4	1	
2			
4	2	3	
	3		

Sudoku 2

	4		1
3		2	
		4	
		1	

Sudoku 3

	2	4	
	4	2	3
2	3		4
4			2

Sudoku 3

4		2	
3		4	1
2			4
	4	3	

Sudoku 5

	3	1	4
		3	
3	2		
1		2	3

Sudoku 6

	4	1	
3			
1		3	4
4		2	

Sudoku 7

1			4
4	3	1	2
3	4		
	1		

Sudoku 8

3	2	1	
1			
2		4	1
4	1		3

Sudoku 9

	2	3	
1	3		
		1	2
2	1		

Sudoku 10

1	2		
	4		2
4	3	2	
		3	4

Sudoku Answers

3	4	1	2
2	1	4	3
4	2	3	1
1	3	2	4

Sudoku 1

2	4	3	1
3	1	2	4
1	3	4	2
4	2	1	3

Sudoku 2

3	2	4	1
1	4	2	3
2	3	1	4
4	1	3	2

Sudoku 3

4	1	2	3
3	2	4	1
2	3	1	4
1	4	3	2

Sudoku 4

Sudoku Answers

Sudoku 5

2	3	1	4
4	1	3	2
3	2	4	1
1	4	2	3

Sudoku 5

Sudoku 6

2	4	1	3
3	1	4	2
1	2	3	4
4	3	2	1

Sudoku 6

Sudoku 7

1	2	3	4
4	3	1	2
3	4	2	1
2	1	4	3

Sudoku 7

Sudoku 8

3	2	1	4
1	4	3	2
2	3	4	1
4	1	2	3

Sudoku 8

Sudoku Answers

4	2	3	1
1	3	2	4
3	4	1	2
2	1	4	3

Sudoku 9

1	2	4	3
3	4	1	2
4	3	2	1
2	1	3	4

Sudoku 10

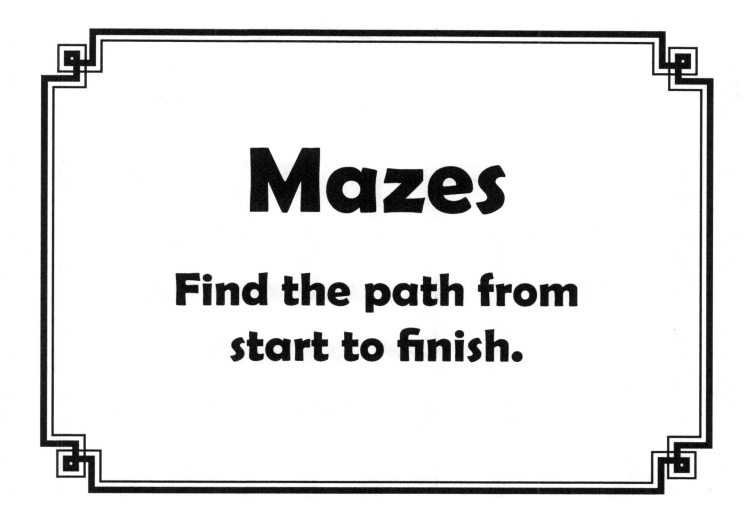

Mazes

**Find the path from
start to finish.**

Maze 1

Start

Finish

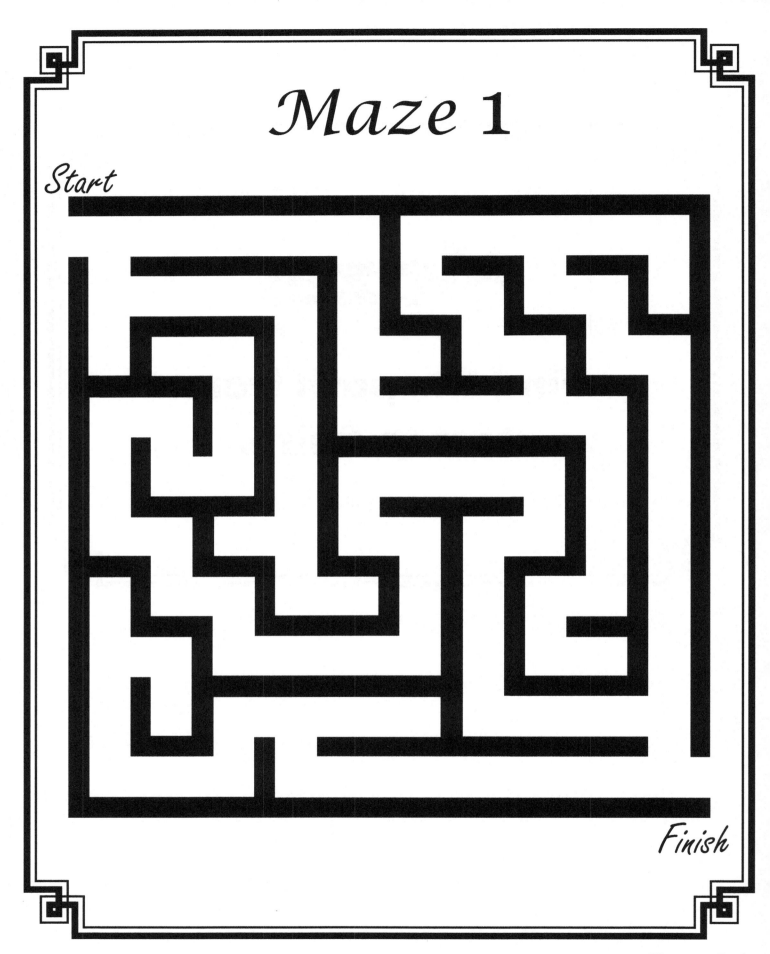

Maze 2

Start

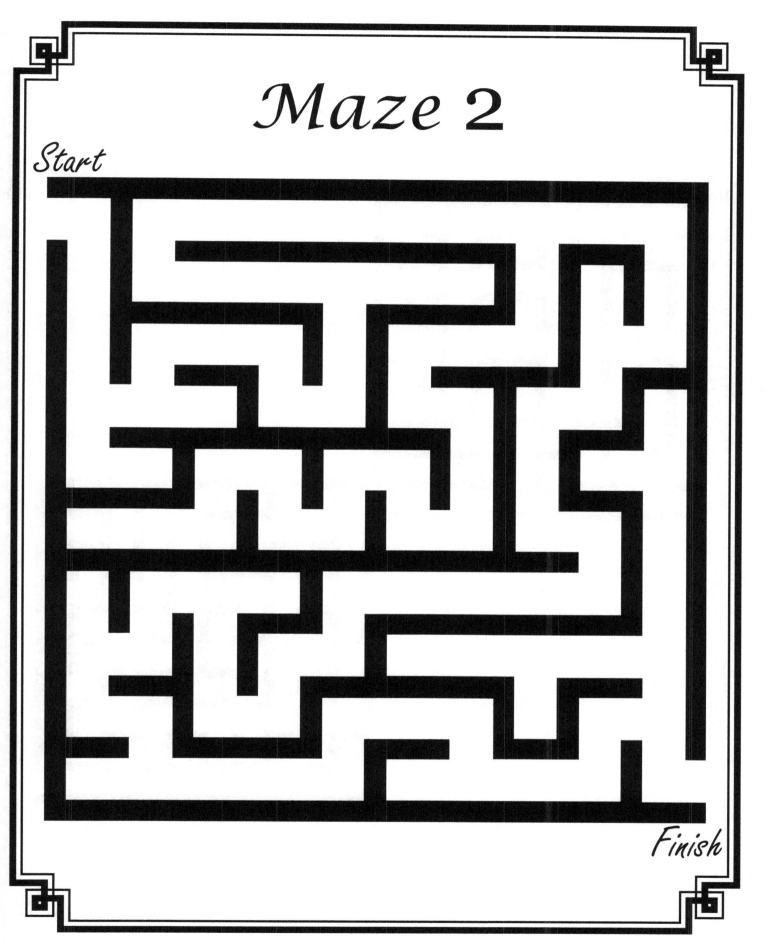

Finish

Maze 3

Start

Finish

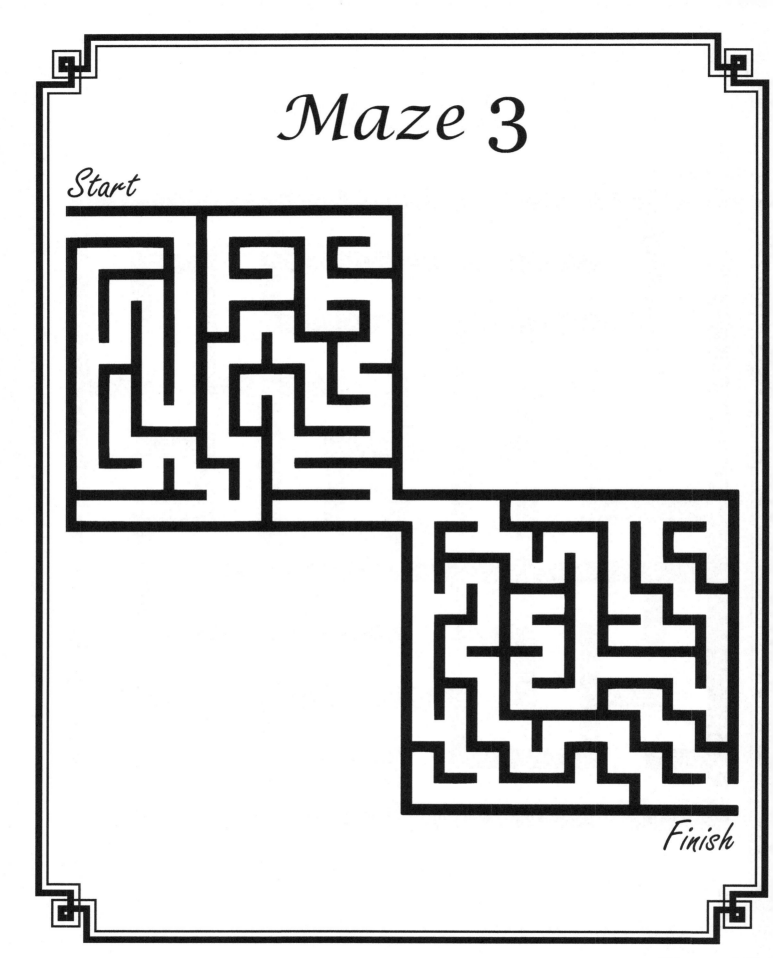

Maze 4

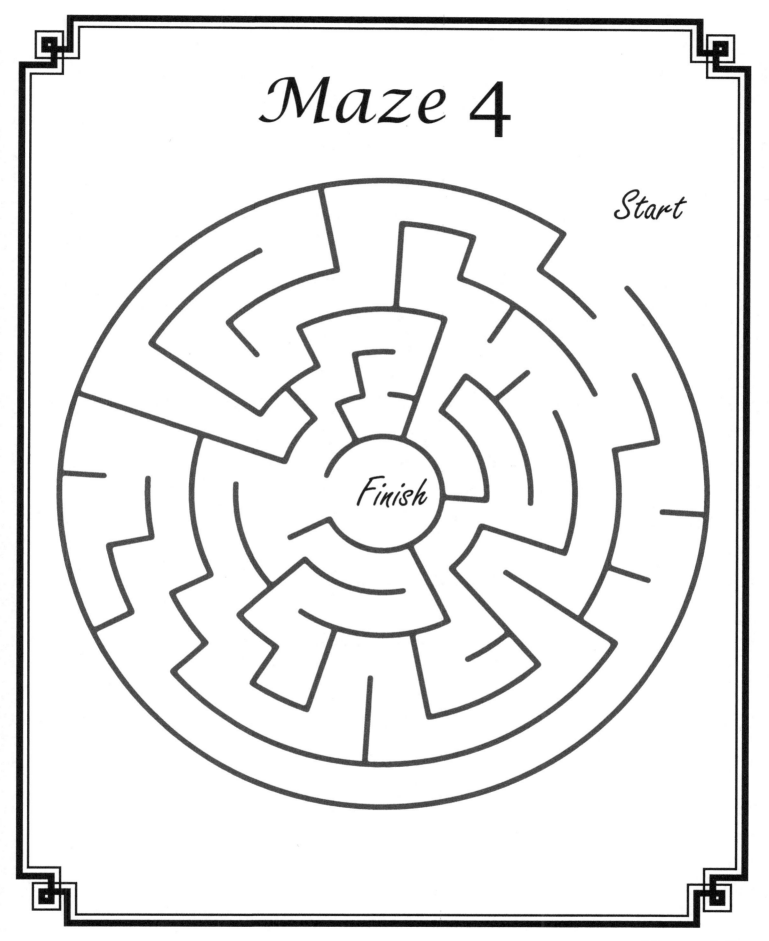

Start

Finish

Maze 5

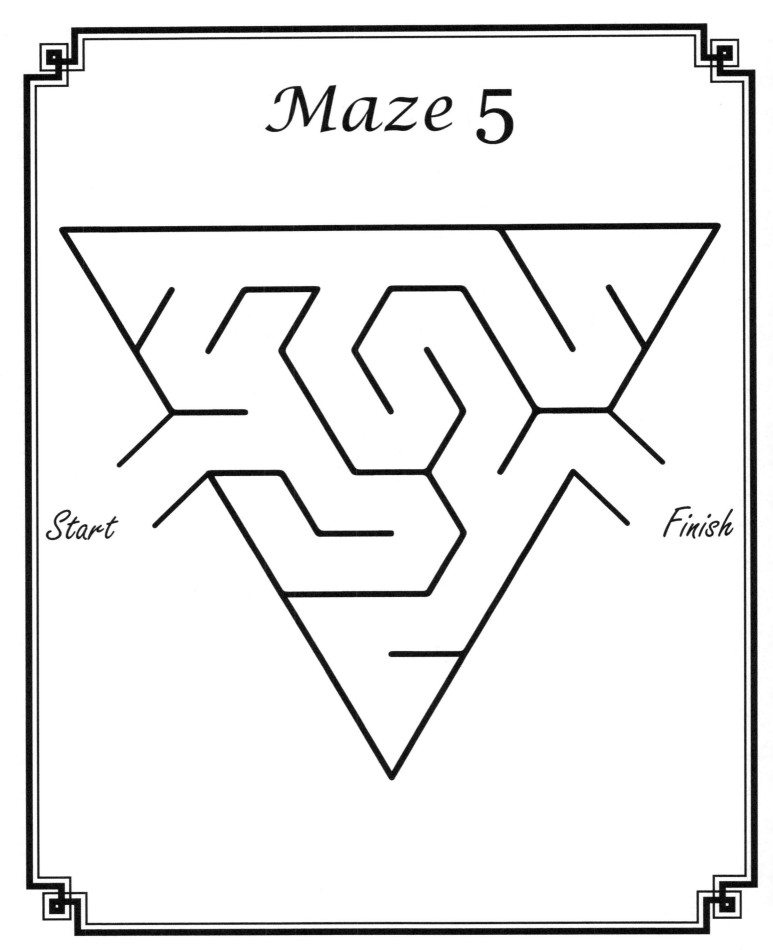

Start

Finish

Maze 6

Start

Finish

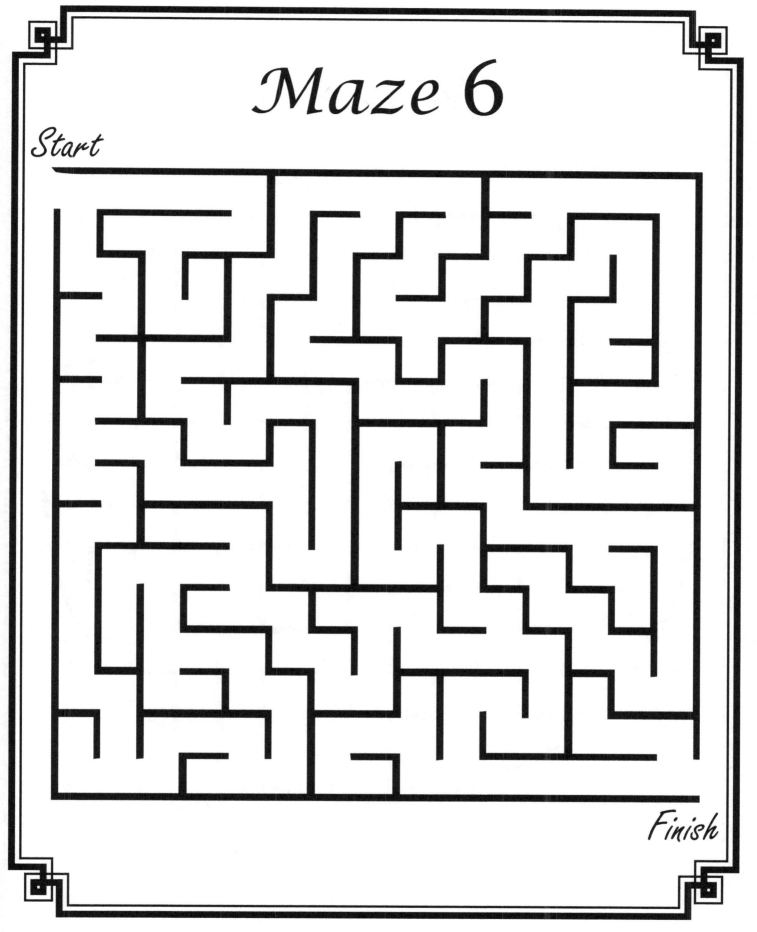

Maze 7

Start

Finish

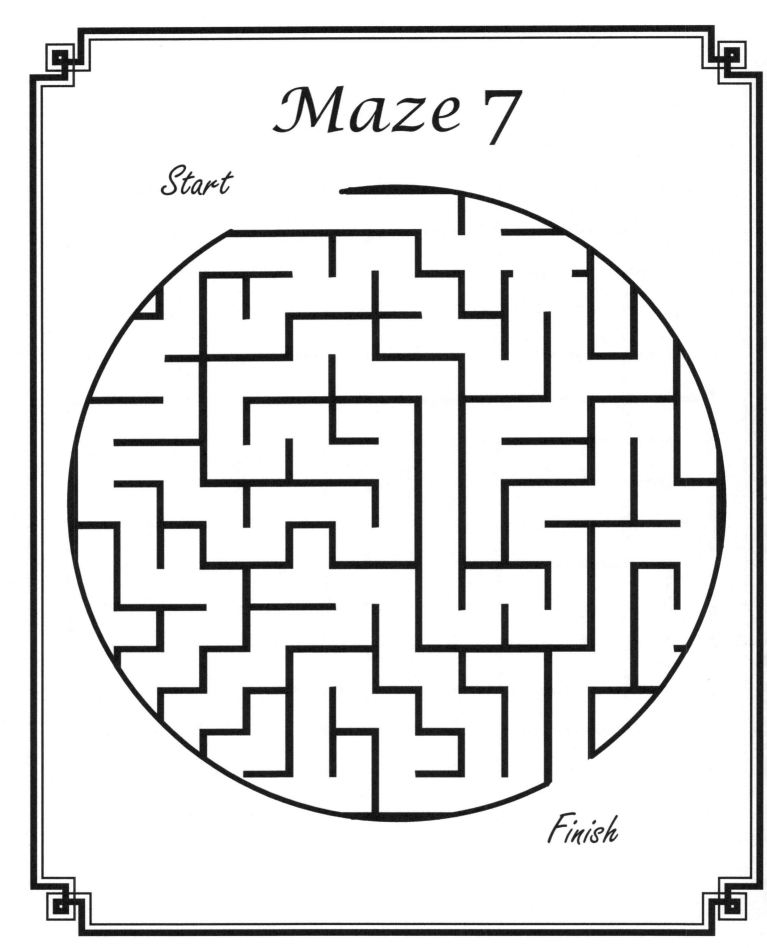

Maze 8

Start

Finish

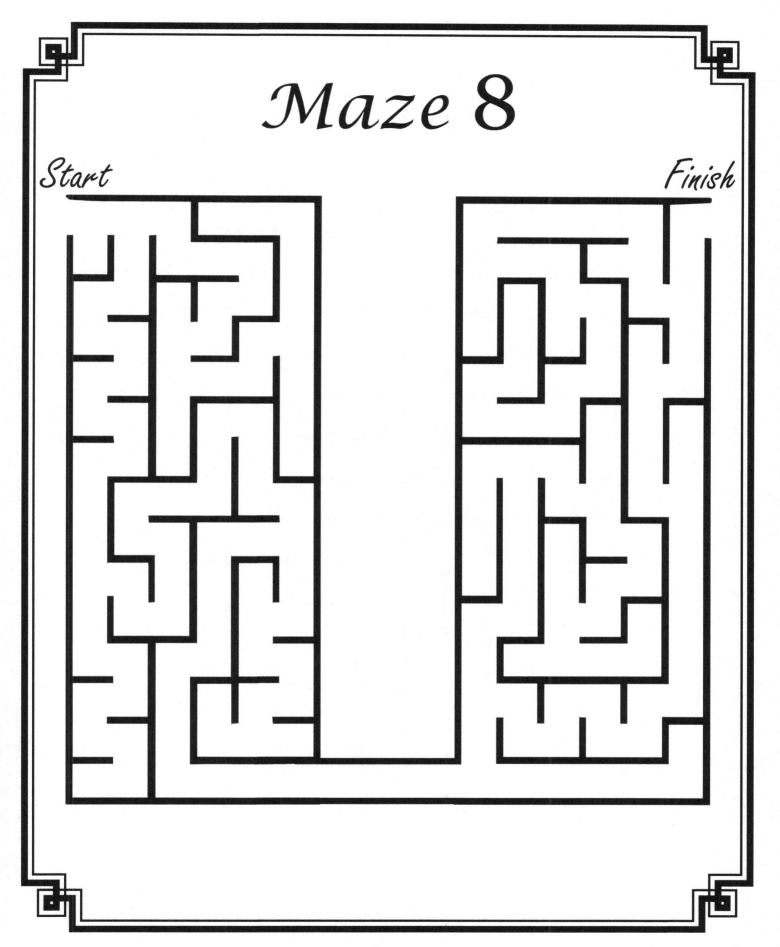

Maze 9

Start

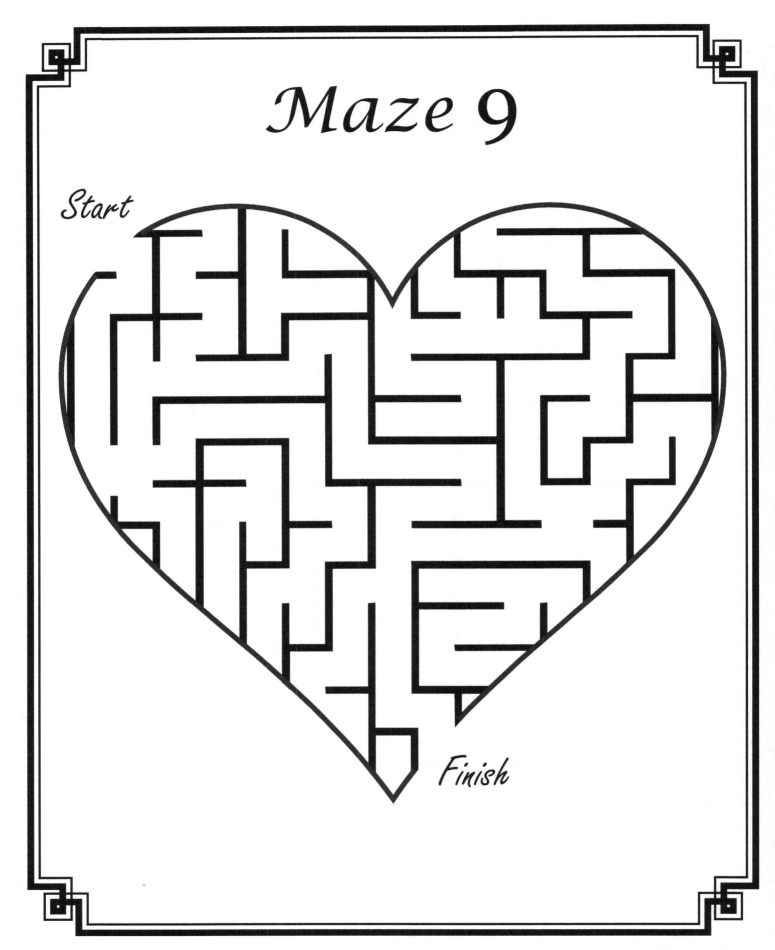

Finish

Maze 10

Start

Finish

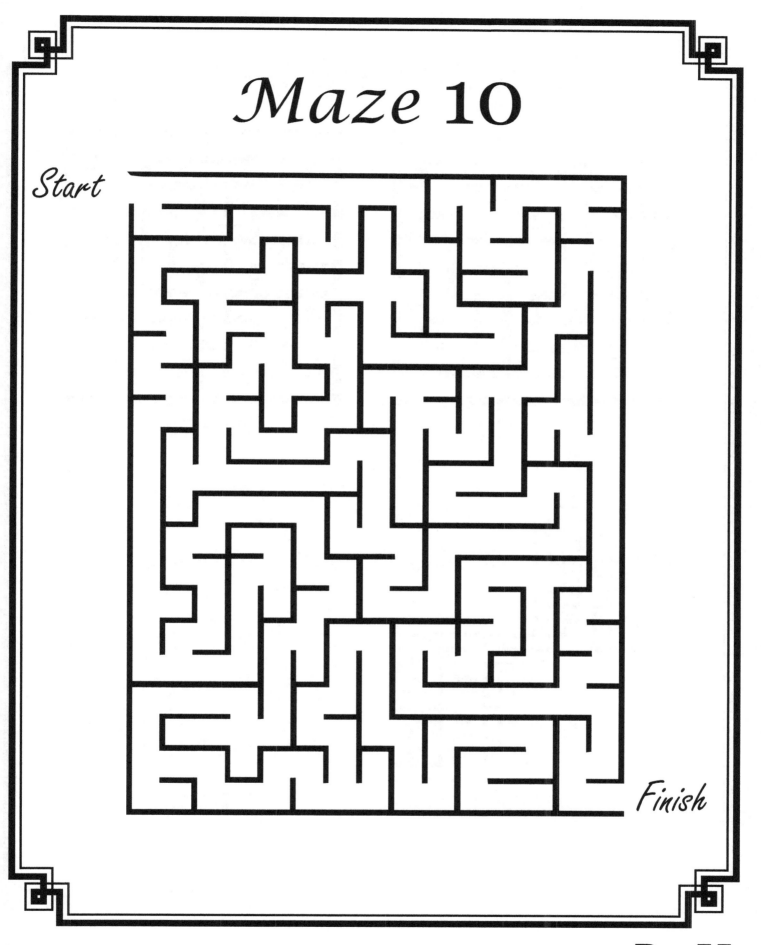

Maze Answers

Maze 1

Maze 2

Maze 3

Maze 4

Maze Answers

Maze 5

Maze 6

Maze 7

Maze 8

Maze Answers

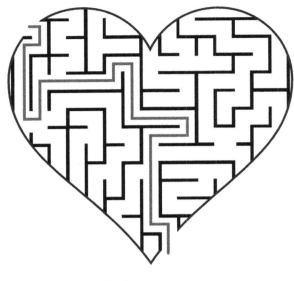

Maze 9

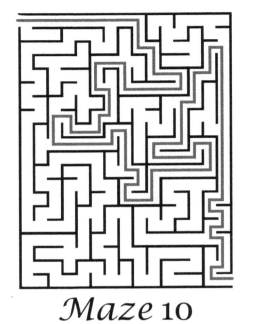

Maze 10

Spot the Difference

Find 5 differences between the 2 pictures on each page.

Spot the Difference 1

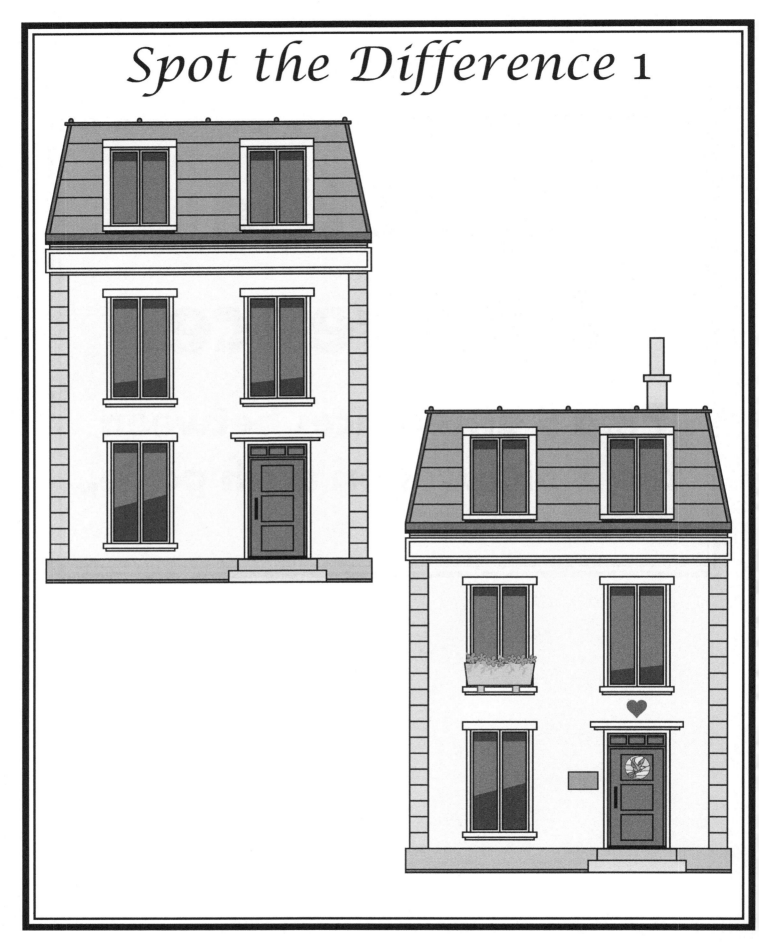

Spot the Difference 2

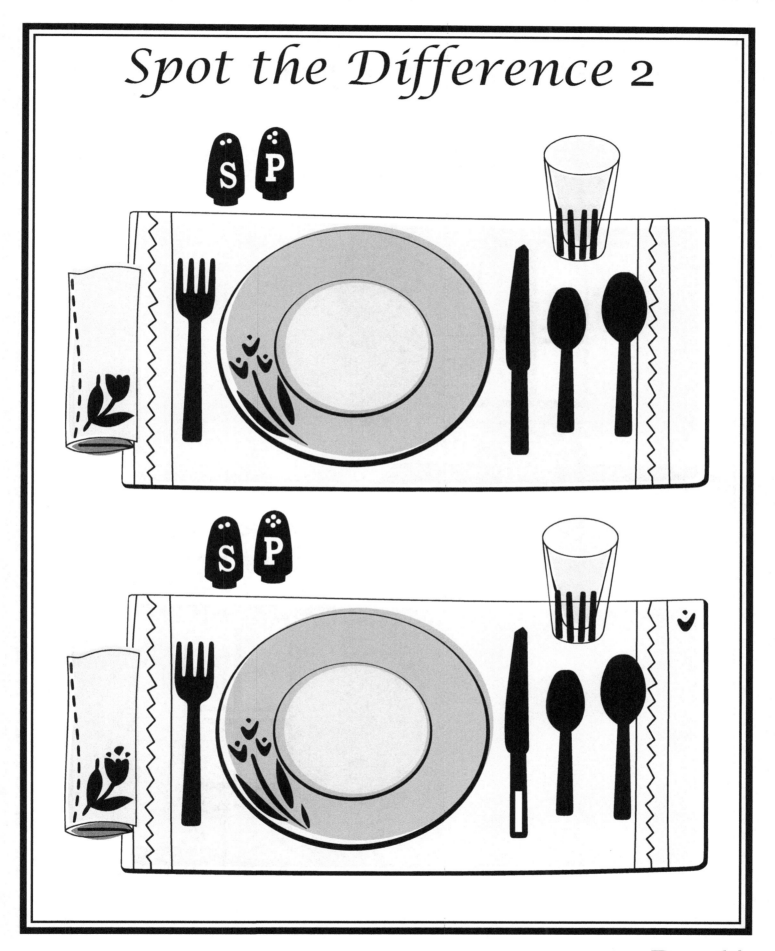

Spot the Difference 3

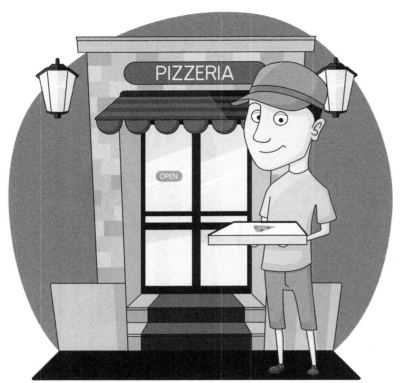

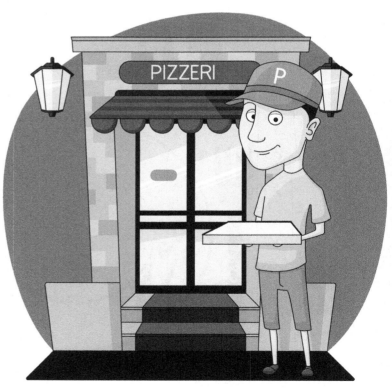

Spot the Difference 4

Spot the Difference 5

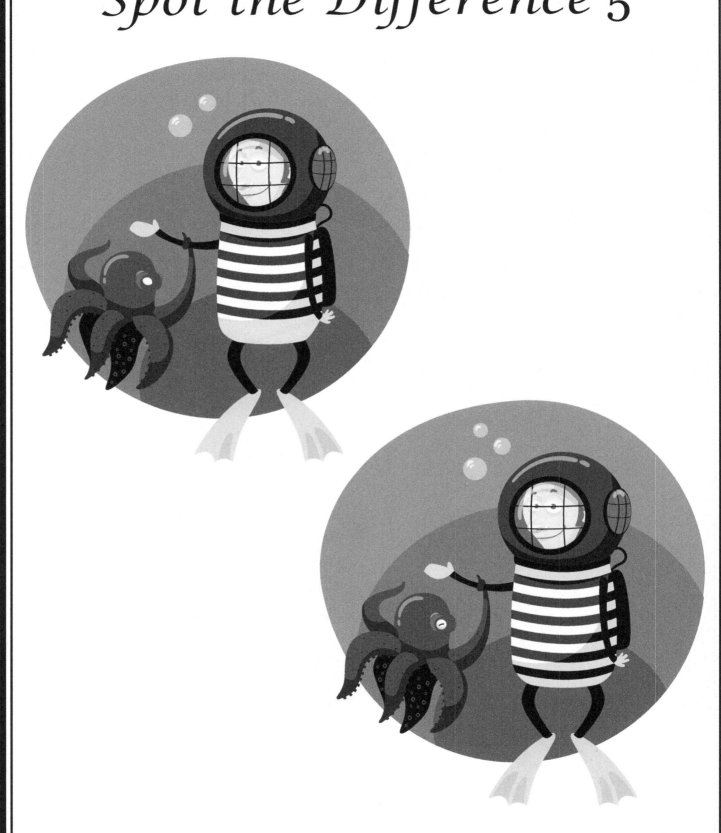

Spot the Difference 6

Spot the Difference 7

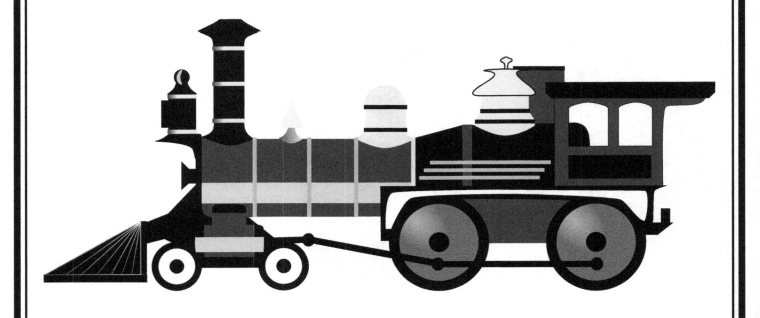

Spot the Difference 8

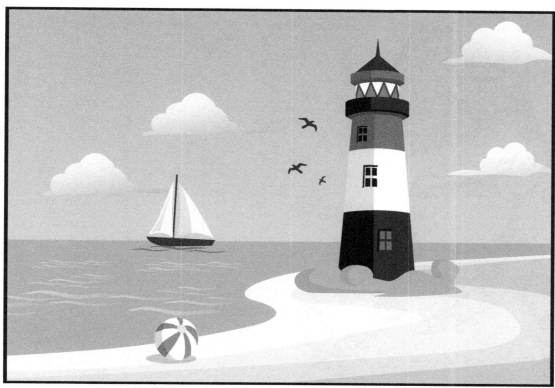

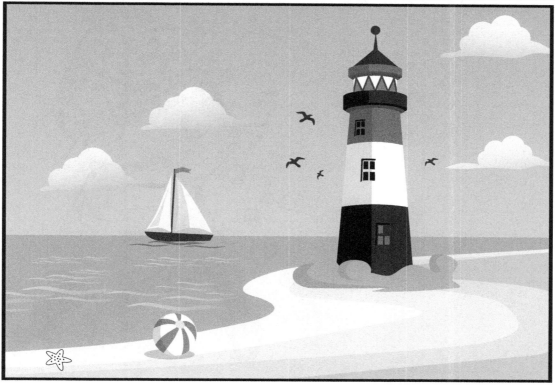

Spot the Difference 9

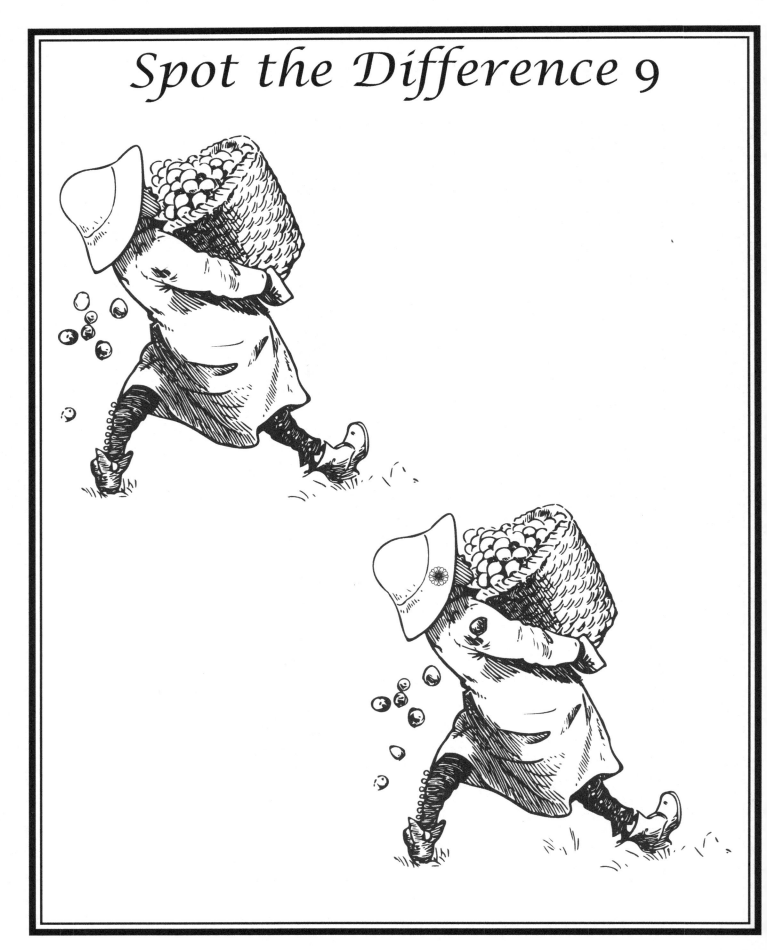

Spot the Difference 10

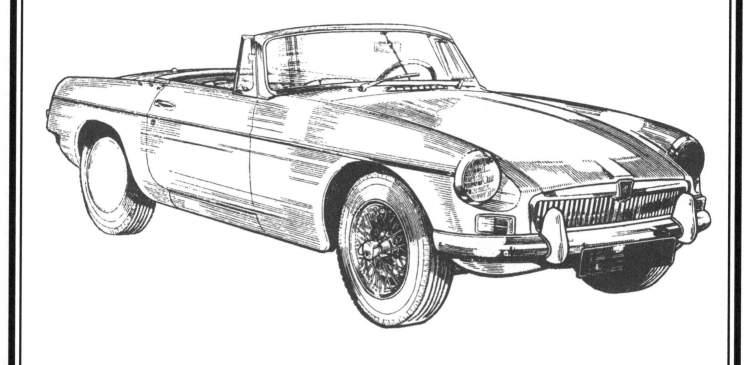

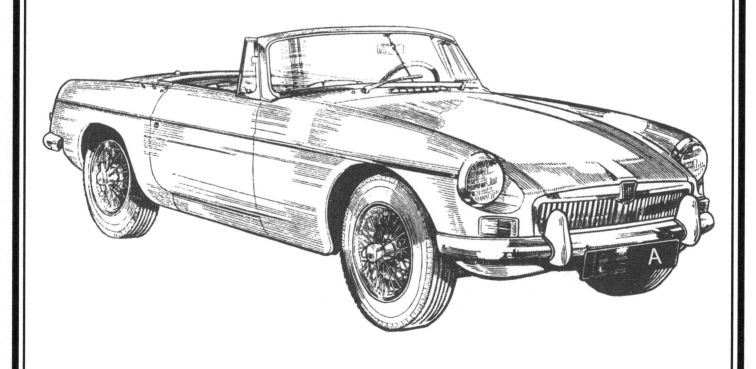

Spot the Difference Answers

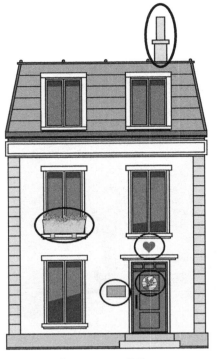

Spot the Difference 1

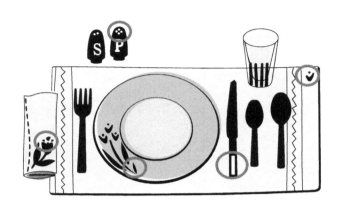

Spot the Difference 2

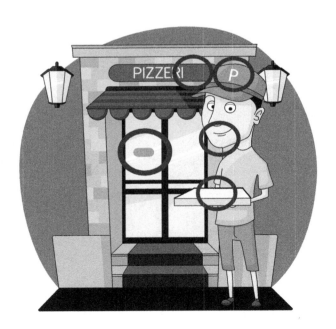

Spot the Difference 3

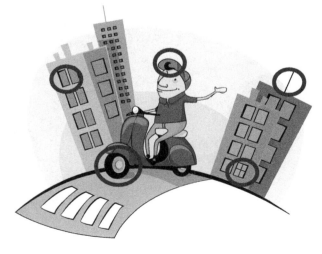

Spot the Difference 4

Spot the Difference Answers

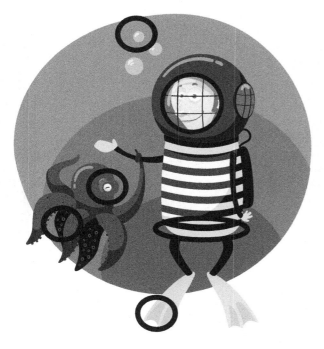

Spot the Difference 5

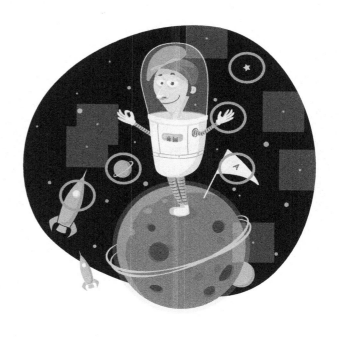

Spot the Difference 6

Spot the Difference 7

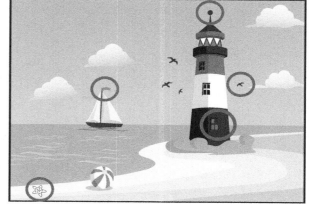

Spot the Difference 8

Spot the Difference Answers

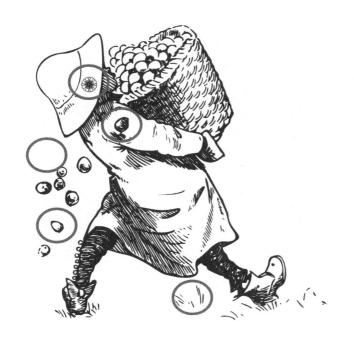

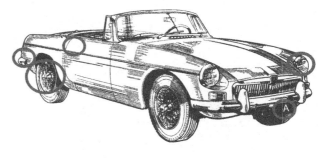

Spot the Difference 9

Spot the Difference 10

Shadow Finder

Find the shadow that fits the picture perfectly.

Shadow Finder 1

Shadow Finder 2

Shadow Finder 3

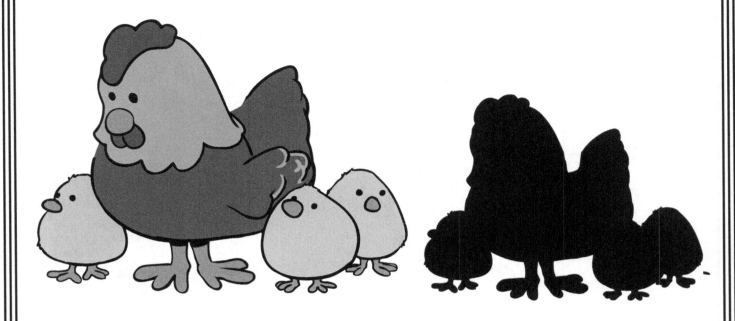

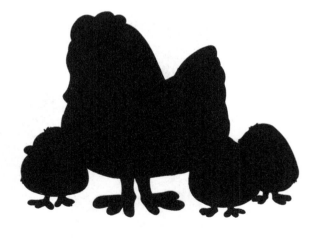

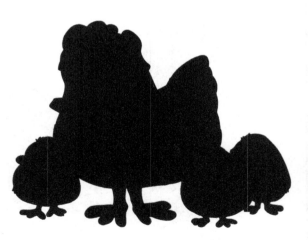

Shadow Finder 4

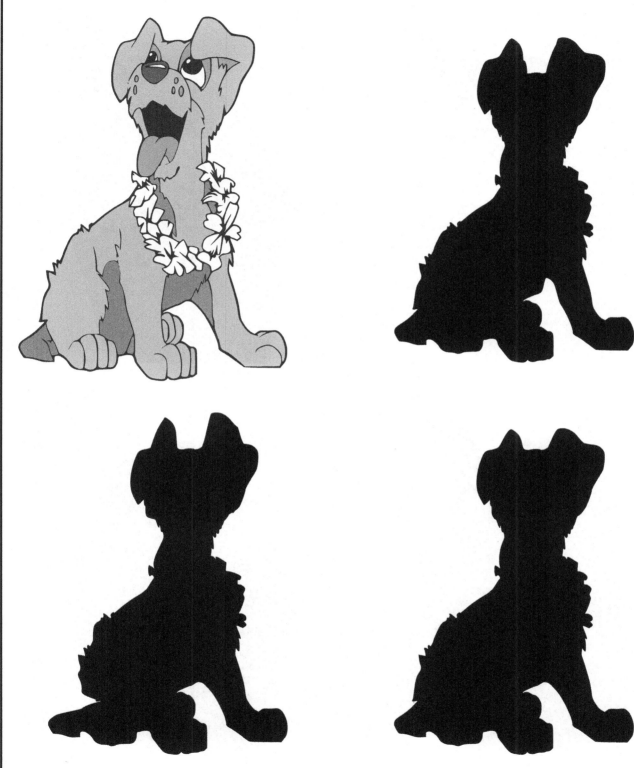

Shadow Finder 5

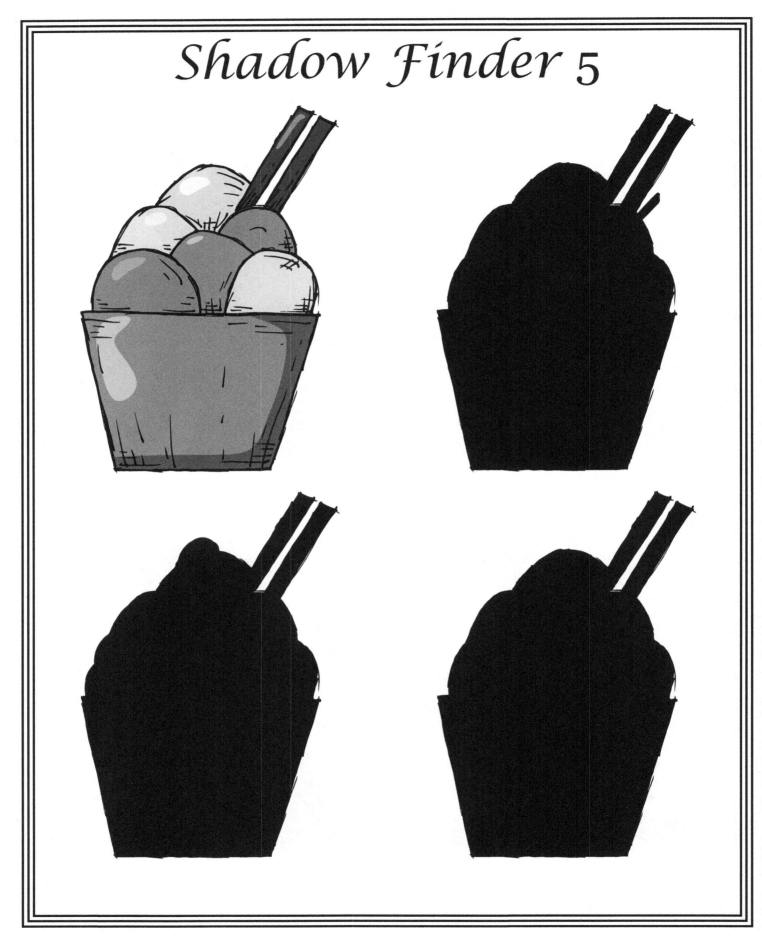

Shadow Finder Answers

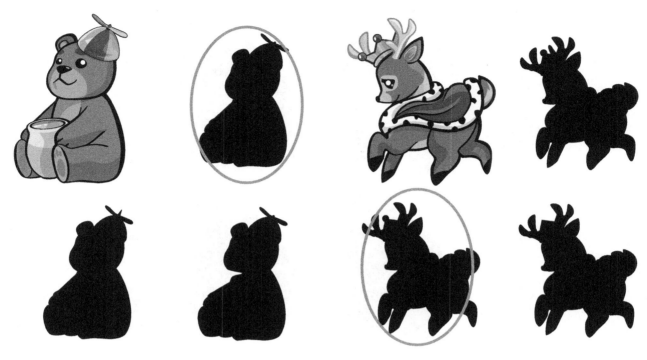

Shadow Finder 1

Shadow Finder 2

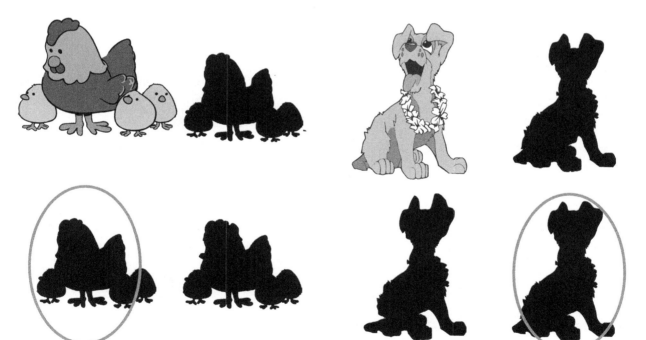

Shadow Finder 3

Shadow Finder 4

Shadow Finder Answers

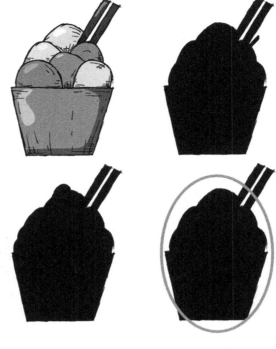

Shadow Finder 5

Word Scramble

Unscramble the words. Each word fits the theme at the top of the page.

Tea Time

TAE   _____

CPU   _____

KMLI   _____

UARSG   _____

BISUCTI   _____

PORU   _____

POONS   _____

EETKTL   _____

Word Scramble 2
Weather

UYSNN   _____

ANIR   _____

NOSW   _____

OGF   _____

LCOD   _____

LUYCDO   _____

INDW   _____

TOH   _____

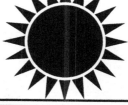

Word Scramble 3
Pets

TCA   _____

IHSF   _____

GDO   _____

DBRI   _____

KSEAN   _____

TARIBB   _____

TUETRL   _____

RTHAESM   _____

Word Scramble 4
Instruments

ABTU   _____

ABSS   _____

RHAP   _____

OINAP   _____

MDRU   _____

GANOR   _____

UFTLE   _____

IUATRG   _____

Word Scramble 5
Breakfast

GGES   _____

CEFEOF   _____

AEAKCPN   _____

PRUYS   _____

CANBO   _____

FFLWEA   _____

AECLRE   _____

SAEUGAS   _____

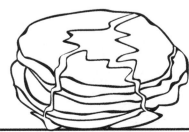
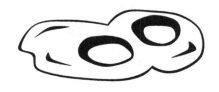

Word Scramble Answers

Word Scramble 1	Word Scramble 2
TEA	SUNNY
CUP	RAIN
MILK	SNOW
SUGAR	FOG
BISCUIT	COLD
POUR	CLOUDY
SPOON	WIND
KETTLE	HOT

Word Scramble 3	Word Scramble 4
CAT	TUBA
FISH	BASS
DOG	HARP
BIRD	PIANO
SNAKE	DRUM
RABBIT	ORGAN
TURTLE	FLUTE
HAMSTER	GUITAR

Word Scramble Answers

EGGS

COFFEE

PANCAKE

SYRUP

BACON

WAFFLE

CEREAL

SAUSAGE

Word Scramble 5